40 Recetas de Jugos Para Solucionar Sus Problemas de Sobrepeso:

¡Queme Grasa Rápida y Naturalmente Para Verse Mejor En Poco Tiempo!

Por

Joe Correa CSN

DERECHOS DE AUTOR

Esta publicación está diseñada para proveer información precisa y autoritaria respecto al tema en cuestión. Es vendido con el entendimiento de que ni el autor ni el editor están envueltos en brindar consejo médico. Si éste fuese necesario, consultar con un doctor. Este libro es considerado una guía y no debería ser utilizado en ninguna forma perjudicial para su salud. Consulte con un médico antes de iniciar este plan nutricional para asegurarse que sea correcto para usted.

RECONOCIMIENTOS

Este libro está dedicado a mis amigos y familiares que han tenido una leve o grave enfermedad, para que puedan encontrar una solución y hacer los cambios necesarios en su vida.

40 Recetas de Jugos Para Solucionar Sus Problemas de Sobrepeso:

¡Queme Grasa Rápida y Naturalmente Para Verse Mejor En Poco Tiempo!

Por

Joe Correa CSN

CONTENIDOS

Derechos de Autor

Reconocimientos

Acerca Del Autor

Introducción

40 Recetas de Jugos Para Solucionar Sus Problemas de Sobrepeso: ¡Queme Grasa Rápida y Naturalmente Para Verse Mejor En Poco Tiempo!

Otros Títulos de Este Autor

ACERCA DEL AUTOR

Luego de años de investigación, honestamente creo en los efectos positivos que una nutrición apropiada puede tener en el cuerpo y la mente. Mi conocimiento y experiencia me han ayudado a vivir más saludablemente a lo largo de los años y los cuales he compartido con familia y amigos. Cuanto más sepa acerca de comer y beber saludable, más pronto querrá cambiar su vida y sus hábitos alimenticios.

La nutrición es una parte clave en el proceso de estar saludable y vivir más, así que empiece ahora. El primer paso es el más importante y el más significativo.

INTRODUCCIÓN

40 Recetas de Jugos Para Solucionar Sus Problemas de Sobrepeso: ¡Queme Grasa Rápida y Naturalmente Para Verse Mejor En Poco Tiempo!

Por Joe Correa CSN

Mantenerse en forma y saludable se ha vuelto la prioridad número uno en la vida para la mayoría de las personas. El fin debería ser tener una buena nutrición y un plan de pérdida de peso.

Combinar una dieta apropiada con una actividad física bien organizada y una desintoxicación completa del cuerpo ha sido reconocido en ser la forma más efectiva de alcanzar el objetivo de perder los kilos extra.

Desafortunadamente, usualmente no parecemos tener suficiente tiempo para cocinar y preparar comidas, lo que significa que no estamos obteniendo los nutrientes que necesitamos. Además de eso, tener un plan de desintoxicación apropiado es necesario para la pérdida de peso, y esto es casi imposible sin implementar los jugos a su dieta. Es por ello que la mayoría de los nutricionistas concuerdan en que los jugos son la opción número uno para la pérdida de peso y la desintoxicación completa del cuerpo.

Primero, veamos los beneficios que los jugos tienen en general. Si no es el tipo de persona que disfruta comiendo frutas y vegetales a lo largo del día, los jugos pueden darle grandes cantidades de nutrientes y minerales en solo una bebida. Un jugo simple de col rizada, zanahoria, jengibre, perejil y manzana con su almuerzo, le dará los nutrientes necesarios. Incluso, si reemplaza su desayuno o cena con uno de estos jugos ricos en nutrientes, sus resultados de pérdida de peso serán inevitables.

El punto final es que USTED PUEDE confiar en los jugos como su única fuente de frutas y vegetales en el día. Obtener los nutrientes que necesita a través de los jugos es la forma más conveniente de perder peso.

Estas recetas sorprendentes de jugos se enfocan en darle los resultados de pérdida de peso de la forma más saludable posible. Usted puede olvidarse de esas dietas imposibles y regímenes de nutrición extremos. Los jugos repletos de frutas y vegetales saludables acelerarán su metabolismo, le darán muchas vitaminas y minerales, mejorarán su salud general y quemarán esas grasas rápidamente. Mejorar su bienestar general lo hará más activo, y reducirá el riesgo de contraer muchas enfermedades diferentes. Estas recetas harán un cambio significativo en su vida, salud, y futuro.

40 RECETAS DE JUGOS PARA SOLUCIONAR SUS PROBLEMAS DE SOBREPESO: ¡QUEME GRASA RÁPIDA Y NATURALMENTE PARA VERSE MEJOR EN POCO TIEMPO!

1.   Jugo Desintoxicante de Lima Fresca

Ingredientes:

2 pepinos grandes, sin piel

2 limas grandes, sin piel

1 taza de verdes de remolacha, en trozos

1 taza de col rizada, en trozos

1 taza de perejil, en trozos

1 cucharada de jarabe de agave

½ taza de agua de coco pura, sin endulzar

Preparación:

Lavar y preparar los ingredientes.

Pasarlos por una juguera, uno por vez. Combinar con el agua de coco sin endulzar y añadir 1 cucharada de jarabe de agave. Mezclar y servir frío.

Información nutricional por porción: Kcal: 139, Proteínas: 10.6g, Carbohidratos: 42.2g, Grasas: 1.9g

2. Jugo de Tomate

Ingredientes:

3 tomates grandes

2 zanahorias grandes, en rodajas

2 tallos de apio

1 pepino grande

1 puñado de espinaca fresca

1 pimiento grande

Preparación:

Lavar y preparar los ingredientes. Combinar los ingredientes en una juguera y pulsar. Transferir a un vaso y servir, o refrigerar. Rociar con menta fresca.

Información nutricional por porción: Kcal: 248, Proteínas: 3.71g, Carbohidratos: 70.5g, Grasas: 3.71g

3.   Jugo de Remolacha y Pera

Ingredientes:

1 remolacha mediana, recortada

1 limón grande, sin piel

3 peras grandes

1 taza de frambuesas frescas

Preparación:

Combinar los ingredientes en una juguera. Pulsar y transferir a un vaso. Añadir hielo antes de servir o refrigerar.

Información nutricional por porción: Kcal: 378, Proteínas: 2.7g, Carbohidratos: 133g, Grasas: 2.7g

4.   Jugo de Chía y Pimiento

Ingredientes:

3 cucharadas de semillas de chía

1 limón grande, sin piel

½ pimiento rojo, sin semillas

½ pimiento amarillo, sin semillas

1 manzana verde, sin centro

Preparación:

Lavar y preparar los ingredientes. Pasar los ingredientes por la juguera, excepto la chía. Añadir las semillas de chía y dejar reposar 15 minutos.

Información nutricional por porción: Kcal: 136, Proteínas: 4.3g, Carbohidratos: 31.2g, Grasas: 6.1g

5. Jugo de Damasco y Pomelo

Ingredientes:

1 damasco grande, sin carozo

1 pomelo grande, sin piel

1 taza de brócoli

1 banana grande

Preparación:

Lavar los ingredientes y pasarlos por una juguera. Añadir algunos cubos de hielo o refrigerar 30 minutos antes de servir.

Información nutricional por porción: Kcal: 229, Proteínas: 6.5g, Carbohidratos: 67.2g, Grasas: 1.3g

6.   Jugo de Jengibre y Calabaza

Ingredientes:

½ taza de cubos de calabaza

2 rodajas de jengibre fresco

1 manzana roja deliciosa grande, sin piel ni centro

1 zanahoria grande

1 cucharada de menta fresca, picada

1 naranja grande, sin piel

1 cucharadita de azúcar de coco pura

Preparación:

Pasar los ingredientes por una juguera.

Transferir a un vaso y añadir 1 cucharadita de azúcar de coco pura.

Servir con hielo.

Información nutricional por porción: Kcal: 314, Proteínas: 5.3g, Carbohidratos: 61g, Grasas: 1.2g

7.   Jugo de Melón Dulce

Ingredientes:

2 gajos grandes de melón dulce

5 cucharadas de menta fresca

1 taza de palta, sin piel ni carozo

1 lima grande, sin piel

Preparación:

Combinar los ingredientes en una juguera y pulsar.

Transferir a vasos y añadir algunos cubos de hielo.

Información nutricional por porción: Kcal: 321, Proteínas: 5.2g, Carbohidratos: 46.8g, Grasas: 22.6g

8.   Jugo de Bayas y Remolacha

Ingredientes:

1 taza de moras

1 taza de arándanos

1 taza de albahaca fresca

1 remolacha grande, recortada

2 onzas de agua de coco

Preparación:

Lavar y preparar las frutas y vegetales.

Pasar por la juguera y añadir el agua de coco. Añadir algunos cubos de hielo y servir inmediatamente.

Información nutricional por porción: Kcal: 142, Proteínas: 5.2g, Carbohidratos: 44.8g, Grasas: 1.5g

9.   Jugo de Granada y Sandía

Ingredientes:

1 taza de sandía, sin piel ni semillas

1 naranja grande, sin piel

1 taza de Lechuga romana, rallada

1 taza de semillas de granada

Preparación:

Lavar y preparar los ingredientes. Pasarlos por la juguera y refrigerar antes de usar.

Información nutricional por porción: Kcal: 142, Proteínas: 5.2g, Carbohidratos: 44.8g, Grasas: 1.5g

10. Jugo de Espárragos y Aceite de Oliva

Ingredientes:

1 manzana verde grande, sin centro

4 varas de espárragos medianas, recortadas

1 brócoli grande

3 tallos de apio grandes

1 cucharada de aceite de oliva extra virgen

Un puñado de perejil fresco

Preparación:

Combinar la manzana, espárragos, brócoli y apio en una juguera, y pulsar.

Transferir a un vaso y añadir el aceite de oliva. Refrigerar 1 hora antes de servir. Decorar con perejil fresco.

Información nutricional por porción: Kcal: 234, Proteínas: 7.3g, Carbohidratos: 45.9g, Grasas: 10.7g

11. Jugo Verde de Kiwi

Ingredientes:

2 puerros enteros, en trozos

1 taza de Brotes de Bruselas, en trozos

1 taza de perejil, en trozos

2 kiwis enteros, en trozos

Un puñado de espinaca, en trozos

½ taza de agua

Preparación:

Pasar los ingredientes por una juguera.

Servir frío.

Información nutricional por porción: Kcal: 207, Proteínas: 9.8g, Carbohidratos: 58.1g, Grasas: 2.1g

12.   Jugo Veraniego de Guayaba

Ingredientes:

1 taza de trozos de ananá

1 guayaba entera, en trozos

2 tazas de acelga, en trozos

2 limones enteros, sin piel

½ taza de agua de coco, sin endulzar

Preparación:

Pasar los ingredientes por una juguera, uno por vez.

Agregar el agua de coco y mezclar bien.

Servir inmediatamente.

Información nutricional por porción: Kcal: 130, Proteínas: 4.8g, Carbohidratos: 43g, Grasas: 1.2g

13.   Jugo de Nabo y Alcachofa

Ingredientes:

1 taza de verdes de nabo

1 pepino grande

1 cabeza de alcachofa grande

5 varas de espárragos grandes

Preparación:

Combinar los ingredientes en una juguera y pulsar.

Transferir a un vaso y añadir algunos cubos de hielo antes de servir.

Información nutricional por porción: Kcal: 101, Proteínas: 10.1g, Carbohidratos: 35.8g, Grasas: 0.8g

14.   Jugo de Pomelo y Kiwi

Ingredientes:

2 kiwis, sin piel

1 taza de zanahorias, en trozos

2 tazas de repollo verde, rallado

1 pomelo entero, sin piel

1 cucharada de miel cruda

Preparación:

Pasar los ingredientes por una juguera.

Añadir una cucharada de miel y servir inmediatamente.

Información nutricional por porción: Kcal: 219, Proteínas: 6.9g, Carbohidratos: 69g, Grasas: 1.5g

15. Cherry Juice

Ingredientes:

1 taza de cerezas, sin carozo

1 banana mediana

1 pepino grande

1 zanahoria grande

Preparación:

Lavar las cerezas, pepino y zanahoria. Pasar los ingredientes a través de una juguera y añadir algunos cubos de hielo.

Servir inmediatamente.

Información nutricional por porción: Kcal: 238, Proteínas: 5.5g, Carbohidratos: 69.4g, Grasas: 1.2g

16.   Jugo de Pimiento

Ingredientes:

1 pimiento rojo pequeño, sin semillas

1 pimiento verde pequeño, sin semillas

1 pimiento amarillo pequeño, sin semillas

1 taza de brócoli

1 taza de col rizada fresca

Preparación:

Lavar y preparar los vegetales.

Procesar en una juguera y refrigerar 1 hora antes de servir. Rociar con pimienta cayena.

Información nutricional por porción: Kcal: 114, Proteínas: 8.7g, Carbohidratos: 31.5g, Grasas: 1.7g

17.   Jugo de Hinojo y Brotes de Bruselas

Ingredientes:

1 bulbo de hinojo grande

1 taza de Brotes de Bruselas

2 puerros grandes

½ cucharadita de romero fresco

Preparación:

Combinar los ingredientes en una juguera y pulsar.

Transferir a un vaso y añadir algunos cubos de hielo, o refrigerar antes de servir.

Información nutricional por porción: Kcal: 165, Proteínas: 8.5g, Carbohidratos: 50.1g, Grasas: 1.3g

18.   Jugo de Verdes de Nabo y Arándanos Agrios

Ingredientes:

1 taza de verdes de nabo, en trozos

1 taza de arándanos agrios

1 taza de espinaca bebé, en trozos

1 limón entero, sin piel

½ taza de agua de coco pura

Preparación:

Pasar los ingredientes por una juguera y combinar con agua de coco.

Servir con hielo.

Información nutricional por porción: Kcal: 69, Proteínas: 4.3g, Carbohidratos: 27.6g, Grasas: 0.8g

19.   Jugo de Calabacín y Berro

Ingredientes:

1 calabacín mediano

1 taza de berro

3 zanahorias grandes

1 cucharada de perejil fresco

Preparación:

Lavar y preparar los ingredientes.

Pasar por la juguera y añadir hielo antes de servir.

Información nutricional por porción: Kcal: 165, Proteínas: 8.5g, Carbohidratos: 50.1g, Grasas: 1.3g

20.   Jugo de Chirivías y Durazno

Ingredientes:

1 durazno grande, sin piel

1 taza de chirivías, en rodajas

1 naranja pequeña, sin piel

3 tazas de lechuga roja, en trozos

1 cucharadita de jarabe de agave

Preparación:

Pasar los ingredientes por una juguera y añadir 1 cucharadita de jarabe de agave.

Mezclar bien y servir inmediatamente.

Información nutricional por porción: Kcal: 177, Proteínas: 5.2g, Carbohidratos: 53.7g, Grasas: 1.1g

21.   Jugo de Guayaba y Mango

Ingredientes:

1 guayaba grande, sin piel

1 mango grande

1 lima grande, sin piel

3 onzas de agua de coco

Preparación:

Lavar las frutas y pelar la lima. Procesar en una juguera y transferir a un vaso.

Agregar el agua de coco y revolver bien.

Refrigerar 1 hora antes de servir.

Información nutricional por porción: Kcal: 225, Proteínas: 4.4g, Carbohidratos: 63.9g, Grasas: 1.8g

22.   Jugo Fresco de Uva

Ingredientes:

2 tazas de uvas

1 taza de col rizada, en trozos

1 pomelo entero, sin piel

1 taza de berro, en trozos

½ taza de agua

Preparación:

Pasar los ingredientes por una juguera.

Servir inmediatamente.

Información nutricional por porción: Kcal: 231, Proteínas: 6.7g, Carbohidratos: 64g, Grasas: 1.6g

23.   Jugo de Tomate y Albahaca

Ingredientes:

1 tomate grande

1 taza de albahaca fresca

1 pepino grande

½ cucharadita de romero fresco

Preparación:

Combinar los ingredientes en una juguera y pulsar.

Transferir a vasos y servir inmediatamente.

Información nutricional por porción: Kcal: 67, Proteínas: 4.3g, Carbohidratos: 18.6g, Grasas: 0.8g

24.   Jugo Dulce de Batata

Ingredientes:

1 taza de lechuga roja

1 rábano pequeño, recortado

1 calabacín grande.

1 batata mediana, sin piel

1 cucharadita de raíz de jengibre

Preparación:

Lavar y preparar los ingredientes. Combinar todos en una juguera y pulsar.

Transferir a vasos y servir inmediatamente.

Información nutricional por porción: Kcal: 67, Proteínas: 4.3g, Carbohidratos: 18.6g, Grasas: 0.8g

25. Jugo de Kiwi y Ananá

Ingredientes:

3 kiwis grandes, sin piel

1 taza de trozos de ananá, en cubos

1 naranja mediana, sin piel

1 taza de verdes de remolacha, recortados

1 cucharada de menta fresca

Preparación:

Lavar y preparar los ingredientes. Pasarlos por una juguera, uno por vez.

Agregar algunos cubos de hielo y servir inmediatamente.

Información nutricional por porción: Kcal: 228, Proteínas: 5.4g, Carbohidratos: 69.3g, Grasas: 1.5g

26.   Jugo de Naranja y Calabaza

Ingredientes:

1 taza de calabaza, sin semillas ni piel

1 naranja grande, sin piel

1 taza de repollo morado

1 manzana verde grande, sin centro

1 cucharadita de raíz de jengibre

Preparación:

Lavar y preparar los ingredientes. Combinar todos en una juguera y pulsar.

Refrigerar 30 minutos antes de servir.

Información nutricional por porción: Kcal: 228, Proteínas: 5.4g, Carbohidratos: 69.3g, Grasas: 1.5g

27. Jugo de Papaya y Frutilla

Ingredientes:

1 papaya pequeña, sin semillas ni piel

1 lima grande, sin piel

1 taza de frutillas

1 taza de arándanos agrios

3 onzas de agua de coco

Preparación:

Lavar y preparar los ingredientes. Combinar la papaya, lima, frutillas y arándanos agrios en una juguera. Procesar.

Añadir el agua de coco y refrigerar 30 minutos antes de servir.

Información nutricional por porción: Kcal: 153, Proteínas: 2.6g, Carbohidratos: 50.9g, Grasas: 1.8g

28.   Jugo de Palta y Cantalupo

Ingredientes:

1 taza de palta, sin piel ni carozo

1 taza de cantalupo, sin piel y en trozos

1 pepino grande

1 limón grande, sin piel

Preparación:

Añadir el agua de Combinar los ingredientes en una juguera y pulsar. Transferir a un vaso y añadir algunos cubos de hielo.

Servir inmediatamente.

Información nutricional por porción: Kcal: 292, Proteínas: 6.8g, Carbohidratos: 41.5g, Grasas: 22.2g

29.   Jugo de Jengibre y Arándanos

Ingredientes:

2 rodajas de jengibre fresco

1 taza de verdes de ensalada, en trozos

1 taza de arándanos frescos

1 taza de semillas de granada

1 lima entera

1 taza de verdes de nabo, en trozos

1 cucharada de miel cruda

Preparación:

Procesar los ingredientes y añadir 1 cucharada de miel.

Mezclar bien y servir.

Información nutricional por porción: Kcal: 159, Proteínas: 4.7g, Carbohidratos: 48g, Grasas: 1.9g

30.   Jugo de Ciruela y Durazno

Ingredientes:

5 ciruelas grandes, sin carozo

2 duraznos grandes, sin carozo

1 taza de semillas de granada

1 zanahoria grande

Preparación:

Lavar y preparar los ingredientes. Pasar por la juguera, uno por vez.

Refrigerar 30 minutos antes de servir.

Información nutricional por porción: Kcal: 326, Proteínas: 7.6g, Carbohidratos: 94.2g, Grasas: 3.1g

31.   Jugo de Acelga y Col Rizada

Ingredientes:

1 taza de Swiss acelga

1 taza de col rizada fresca

1 taza de lechuga romana

1 tomate grande

1 bulbo de hinojo grande

1 taza de verdes de ensalada

Preparación:

Lavar y preparar los ingredientes. Pasar por la juguera, uno por vez.

Servir inmediatamente o refrigerar 20 minutos antes de usar.

Información nutricional por porción: Kcal: 106, Proteínas: 9.7g, Carbohidratos: 34.8g, Grasas: 1.8g

32.   Jugo de Cantalupo

Ingredientes:

1 taza de cantalupo, en cubos

1 taza de verdes de remolacha

1 rábano mediano, en trozos

1 cucharada de menta fresca, en trozos

1 taza de coliflor, en trozos

Preparación:

Pasar los ingredientes por una juguera.

Servir inmediatamente con hielo.

Información nutricional por porción: Kcal: 123, Proteínas: 8.1g, Carbohidratos: 37.7g, Grasas: 1.1g

33.   Jugo de Arándanos y Pera

Ingredientes:

2 peras grandes, sin piel ni semillas

1 taza de arándanos frescos

1 rábano mediano, en rodajas

1 cucharada de menta fresca, en trozos

1 taza de coliflor, en trozos

¼ taza de agua de coco, sin endulzar

Preparación:

Lavar y preparar los ingredientes.

Pasarlos por una juguera y combinar con el agua de coco.

Servir inmediatamente.

Información nutricional por porción: Kcal: 297, Proteínas: 4.9g, Carbohidratos: 97g, Grasas: 1.4g

34.   Jugo Limpiador de Tomate

Ingredientes:

2 tomates grandes, sin piel

1 taza de remolacha, en trozos

1 taza de hinojo, en rodajas

1 cucharada de menta fresca, en trozos

1 taza de lechuga roja, rallada

½ cucharadita de jengibre, molido

Preparación:

Pasar los ingredientes por una juguera y combinar con jengibre molido.

Servir frío.

Información nutricional por porción: Kcal: 111, Proteínas: 6.9g, Carbohidratos: 34.8g, Grasas: 1.2g

35.   Jugo de Bayas Silvestres

Ingredientes:

1 taza de frambuesas frescas

1 taza de moras frescas

1 taza de arándanos frescos

2 rodajas de jengibre

½ taza de agua de coco pura, sin endulzar

Preparación:

Lavar y colar las bayas. Pasarlos por una juguera y combinar con el agua de coco.

Servir frío.

Información nutricional por porción: Kcal: 176, Proteínas: 3.7g, Carbohidratos: 58.3g, Grasas: 1.8g

36.   Jugo de Verdes de Mostaza y Manzana

Ingredientes:

1 taza de verdes de mostaza, en trozos

1 manzana Granny Smith, sin piel ni centro

1 alcachofa grande, en trozos

1 taza de Brotes de Bruselas

½ cucharadita de canela molida fresca

½ taza de agua de coco pura, sin endulzar

1 cucharadita de néctar de agave

Preparación:

Preparar los ingredientes y pasarlos por una juguera.

Transferir a un vaso y combinar con el agua de coco. Añadir una cucharadita de néctar de agave y canela a gusto.

Servir inmediatamente.

Información nutricional por porción: Kcal: 195, Proteínas: 13.7g, Carbohidratos: 63.4g, Grasas: 1.3g

37. Jugo de Alcachofa y Repollo

Ingredientes:

1 cabeza de alcachofa mediana

1 taza de repollo verde

1 pepino grande

1 limón grande, sin piel

Un puñado de espinaca

Preparación:

Lavar y preparar los ingredientes. Pasarlos por la juguera, uno por vez.

Transferir a un vaso y añadir algunos cubos de hielo antes de servir.

Información nutricional por porción: Kcal: 99, Proteínas: 8.8g, Carbohidratos: 36.4g, Grasas: 0.9g

38.   Jugo de Uva y Rábano

Ingredientes:

2 zanahorias grandes

3 rábanos grandes, recortados

1 naranja grande, sin piel

1 taza de uvas verdes

1 cucharadita de raíz de jengibre, rallado

Preparación:

Lavar y preparar los ingredientes. Combinar las zanahorias, rábanos, naranja y uvas en una juguera. Pulsar.

Transferir a vasos y añadir algunos cubos de hielo o refrigerar antes de servir.

Información nutricional por porción: Kcal: 176, Proteínas: 3.9g, Carbohidratos: 52.5g, Grasas: 0.9g

39.   Jugo de Chirivías y Remolacha}

Ingredientes:

1 taza de chirivías, en trozos

1 taza de remolacha, recortada

1 taza de verdes de remolacha, recortados

1 cabeza de coliflor pequeña

2 cucharadas de perejil fresco

Preparación:

Lavar y preparar los ingredientes. Pasarlos por una juguera y transferir a un vaso.

Añadir algunos cubos de hielo o refrigerar 20 minutos antes de servir.

Información nutricional por porción: Kcal: 166, Proteínas: 9.9g, Carbohidratos: 52.3g, Grasas: 1.5g

40.   Jugo Picante de Tomate

Ingredientes:

1 taza de tomates cherry

1 cebolla de verdeo mediana

1 pimiento grande, sin semillas

1 diente de ajo, sin piel

¼ cucharadita de Pimienta cayena, molida

¼ cucharadita de sal

Un puñado de cilantro fresco

Preparación:

Lavar y preparar los vegetales. Combinar los tomates, cebolla de verdeo, pimiento y ajo en una juguera. Pulsar y transferir a un vaso. Añadir la sal y pimienta cayena.

Servir inmediatamente.

Información nutricional por porción: Kcal: 41, Proteínas: 2.8g, Carbohidratos: 11.5g, Grasas: 0.6g

OTROS TITULOS DE ESTE AUTOR

70 Recetas De Comidas Efectivas Para Prevenir Y Resolver Sus Problemas De Sobrepeso: Queme Calorías Rápido Usando Dietas Apropiadas y Nutrición Inteligente

Por

Joe Correa CSN

48 Recetas De Comidas Para Eliminar El Acné: ¡El Camino Rápido y Natural Para Reparar Sus Problemas de Acné En 10 Días O Menos!

Por

Joe Correa CSN

41 Recetas De Comidas Para Prevenir el Alzheimer: ¡Reduzca El Riesgo de Contraer La Enfermedad de Alzheimer De Forma Natural!

Por

Joe Correa CSN

70 Recetas De Comidas Efectivas Para El Cáncer De Mama: Prevenga Y Combata El Cáncer De Mama Con una Nutrición Inteligente y Alimentos Poderosos

Por

Joe Correa CSN

www.ingramcontent.com/pod-product-compliance
Lightning Source LLC
Chambersburg PA
CBHW030303030426
42336CB00009B/503